DU TRAITEMENT SPÉCIFIQUE

DE

LA PNEUMONIE A L'ÉTAT AIGU

par la Méthode Substitutive anticipée

PAR

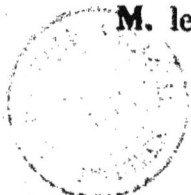

M. le Dʳ DE DUPLAA DE GARAT

Se vend chez l'Auteur à Cap-Breton (Landes)

PRIX : 2 FR.

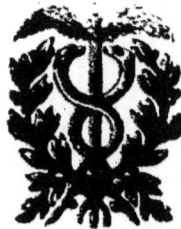

BAYONNE

IMPRIMERIE-LIBRAIRIE L. LASSERRE
rue Gambetta, 20

—

1893

MÉDECINE PRATIQUE

DU TRAITEMENT SPÉCIFIQUE

DE

LA PNEUMONIE A L'ÉTAT AIGU

par la Méthode Substitutive anticipée

PAR

M. le Dr DE DUPLAA DE GARAT

Se vend chez l'Auteur à Cap-Breton (Landes)

PRIX : 2 FR.

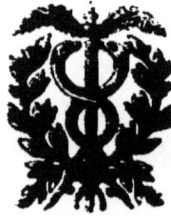

BAYONNE

IMPRIMERIE-LIBRAIRIE L. LASSERRE
rue Gambetta, 20

1893

MÉDECINE PRATIQUE

Du Traitement spécifique de la Pneumonie à l'état aigu

par la MÉTHODE SUBSTITUTIVE ANTICIPÉE

Ses succès constants

Dans le numéro de la *Gazette des Hôpitaux* du 24 novembre 1891, à l'article « MÉDECINE PRATIQUE : LE TRAITEMENT DE LA PNEUMONIE », on lit que M. Marcel Baudouin est allé interwiewer un certain nombre de médecins des hôpitaux, « pour leur deman- « der leur façon de faire dans le traitement de la pneumonie. »

D'après cette consultation, « personne, dit la *Gazette,* ne « prétend avoir un mode de traitement spécifique de la pneu- « monie. »

Or, je déclare, en toute conscience, que ce traitement existe ; je le possède et je l'applique depuis 1844 ; son efficacité ne s'est pas démentie une seule fois.

Quatre jours en moyenne, cinq jours au plus, suffisent pour enrayer la pneumonie. Puis, huit à dix jours de convalescence, et c'est tout.

Mais d'abord, que signifient ces mots : « Méthode substitutive anticipée ? »

Le voici : il est constant que les traitements variés, usités de nos jours, pour combattre la pneumonie, laissent succomber un certain nombre de malades à la première ou à la seconde période de la maladie; et ceux qui ont résisté jusque-là tombent dans un état de faiblesse de longue durée, au bout de laquelle il survient souvent une terminaison fatale.

Eh bien, la méthode substitutive anticipée consiste à substituer, dès le début de la maladie, une faiblesse de courte durée et inoffensive, à la faiblesse consécutive qui est toujours dangereuse, et, dans tous les cas, longue à disparaître.

La méthode, que je préconise comme infaillible, se compose de quatre éléments.

1° Les émissions sanguines ;

2° La diète absolue ;

3° Le régime ;

4° Les adjuvants.

LES ÉMISSIONS SANGUINES doivent être appliquées aussitôt que la pneumonie est constatée.

Il faut les répéter tous les jours, jusqu'à la disparition de la fièvre.

L'apyrexie complète sera le signal d'arrêt des saignées.

On saignera au bras, avec la lancette, chaque fois que faire se pourra.

A défaut de veines apparentes, on usera, soit de sangsues, soit de ventouses scarifiées.

La saignée par la lancette est préférable à tout autre, parce qu'elle produit une déplétion plus rapide de la fluxion pulmonaire, et aussi, parce qu'on se rend mieux compte de la quantité de sang que l'on extrait.

Naturellement, cette quantité variera avec l'âge et la force du sujet; mais elle doit être toujours relativement forte; et il faut plutôt aller au-delà que rester en deçà.

Pour un adulte, homme ou femme, elle ne sera jamais inférieure à deux cent soixante-dix grammes; habituellement, elle sera de trois cent cinquante grammes : c'est-à-dire, une assiette profonde (une assiette à soupe); et quand le sujet est fort et vigoureux, on doublera la dose au début.

Il est très important de ne pas oublier que plus les émissions sanguines seront fortes au début, plus vite la fièvre sera enrayée, et, par conséquent, moins de fois il faudra les répéter.

On doit se guider, pour fermer la veine, sur la manière dont le malade supporte la saignée ; si, après la première assiette de sang, le sujet faiblit, on s'en tient là ; si la syncope survient avant que la première assiette soit pleine, on attend que le malade soit revenu à lui, et on complète la saignée.

Le nombre de saignées voulu pour produire l'apyrexie varie généralement de un à quatre.

Lorsqu'après la quatrième saignée, on n'a pas atteint le but désiré, c'est que les émissions sanguines n'ont pas été assez copieuses.

Il ne faut pas hésiter alors à pratiquer une cinquième saignée, qui suffira toujours.

Généralement, trois suffisent : rarement il faut en venir à quatre.

Je le répète : il faut saigner abondamment au début, pour n'avoir pas à multiplier les émissions sanguines.

Quelquefois, mais c'est rare, une seule suffit.

Ce traitement s'applique indistinctement à tout âge, dans l'enfance comme dans la vieillesse ; il ne s'agit que de proportionner la dose au cas qui se présente.

L'important, c'est d'agir vigoureusement et avec confiance ; le secret de la réussite est là.

Quand on ne peut pas faire usage de la lancette parce que la disposition des veines ne le permet pas ou parce que l'émotion du malade est telle que le sang ne peut pas couler, forcément il faut avoir recours aux sangsues ou aux ventouses scarifiées ; en un mot, il faut arriver, par un moyen quelconque, au même résultat que par la lancette.

Il ne m'est arrivé qu'une fois, dans ma vie, de rencontrer un cas dans lequel je n'ai pu obtenir du sang par la lancette.

Il s'agissait d'un homme vigoureux, dans la force de l'âge, aux veines bien développées.

J'eus beau ouvrir largement la veine et m'y prendre de toute façon pour provoquer la sortie du sang, rien n'y fit : force me fut, à mon grand regret, d'ordonner vingt sangsues sur la poitrine, avec recommandation de les faire longuement saigner.

Le lendemain, à ma visite, les piqûres des sangsues coulaient encore ; je les fis arrêter ; le malade était fort pâle et très affaibli ; mais la fièvre avait cédé du coup.

La convalescence marcha rapidement, et ne fut pas plus longue que chez les malades saignés trois ou quatre fois avec la lancette.

Quant aux ventouses scarifiées, elles obtiendraient probablement le même résultat que les sangsues ; je n'ai jamais recouru à ce procédé.

LA DIÈTE. — Sans nul doute, les émissions sanguines sont la condition indispensable du traitement ; sans saignée, pas de guérison certaine.

Mais il ne faut pas s'y tromper ; la saignée ne guérit pas toute seule ; et se figurer que parce qu'on a arrêté la fièvre tout est fini, serait tomber dans une grave erreur.

En effet, c'est la période critique qui commence ; c'est la phase la plus délicate du traitement : si, par malheur, on voulait d'abord alimenter les malades pour relever leurs forces, par crainte de les voir succomber à la faiblesse, on s'exposerait à de sérieux mécomptes, et une terminaison fatale serait souvent la conséquence de cette erreur.

J'en ai un exemple frappant à la mémoire :

Je fus appelé, un jour, en consultation, par un de mes confrères qui soignait un pneumonique.

Sa méthode, à lui, consistait à pratiquer une saignée et à recourir ensuite aux moyens secondaires.

Je conseillai d'appliquer ma méthode, et j'insistai, d'une manière toute particulière, sur la diète absolue, dès que la fièvre aurait cédé.

Je me retirai en priant mon confrère de me tenir au courant de l'état du malade, auquel je m'intéressais beaucoup.

Après la troisième saignée, il me fit une dépêche m'annonçant que la fièvre avait totalement disparu ; mais, ajouta-t-il, en raison de la faiblesse du malade, j'ai cru devoir permettre un peu de bouillon et du vin.

A la lecture de cette dépêche, je m'écriai : Le malade est perdu !...

Et le lendemain une nouvelle dépêche m'annonçait sa mort.

Ce qui différencie ma méthode de celle de Bouillaud, c'est que la sienne n'est que le préambule de la mienne.

Ma méthode repose tout entière sur le principe de l'hyposthénie, appliqué d'une manière absolue ; hyposthénie qu'on obtient, simultanément, par les émissions sanguines, par la diète et un régime sévère.

C'est cet ensemble de moyens qui constitue la nouveauté et la raison d'être de la méthode substitutive anticipée.

La diète la plus rigoureuse doit commencer dès le début de la maladie, et ne cesser que deux jours après que la fièvre a disparu : elle doit être complète ; on ne donnera au malade que la tisane et les médicaments dont nous parlerons tout à l'heure.

Le malade, pendant ce temps-là, doit se nourrir de sa propre substance, pour favoriser la résorption de l'engorgement pulmonaire.

Il n'y a pas à se préoccuper de sa faiblesse ; elle est très éphémère, et les forces remontent rapidement, aussitôt qu'on commence à l'alimenter.

LE RÉGIME. — Il ne suffit pas de tenir le malade à la diète pendant la période des émissions sanguines et pendant les deux jours qui suivent l'apyrexie.

Il est essentiel, le troisième et le quatrième jours de l'apyrexie, de le soutenir à peine.

Le troisième jour, on lui permettra seulement deux cent cinquante grammes de lait pur et sucré, partagé en trois repas.

Le quatrième jour, on donnera la même quantité de lait, à laquelle on ajoutera autant de bouillon, en ayant soin de bannir le vin absolument jusqu'au jour où l'on fera prendre des aliments solides.

L'ingestion du vin dans l'économie avant la résolution complète de l'engorgement pulmonaire rallume la fièvre ; et le retour de la fièvre, en pareil cas, c'est la terminaison fatale à bref délai.

Le cinquième jour, on ajoutera au bouillon une petite soupe ou une pâte quelconque ; en plus, quatre pruneaux cuits dans trois quarts d'eau, un quart de vin.

Le sixième jour, on ordonnera un œuf à la coque, ou un peu de blanc de poulet et deux cuillerées de vin, sans préjudice de la soupe et du lait.

Le septième jour, on augmentera encore un peu les aliments, et on accordera quatre cuillerées de vin aux deux principaux repas : à partir de ce moment, on nourrira convenablement le malade, à la condition de ne pas satisfaire entièrement son appétit.

LES ADJUVANTS. — Bien que la méthode substitutive anticipée consiste essentiellement dans la pratique des émissions sanguines combinée avec la diète et un régime sévère, elle n'exclut néanmoins aucun des moyens secondaires qui peuvent l'aider à concourir au même but ; car le but à atteindre consiste non seulement à sauver le malade, mais aussi à adoucir ses souffrances.

Ainsi, au début de la pneumonie, on administrera, à la suite de la première émission sanguine, une potion calmante avec douze gouttes de laudanum de Sydenham, à prendre par cuillerées d'heure en heure.

On la renouvellera tous les jours, jusqu'au moment où le malade commencera à prendre des aliments.

Cette potion a pour effet d'apaiser cette espèce d'éréthisme que l'inflammation pulmonaire engendre dans l'économie, et de tranquilliser le malade.

Dans le cas où l'expectoration deviendrait difficile, on la remplacerait momentanément par une potion kermétisée.

Enfin, si, après la période des émissions sanguines, il existait un point de côté, on appliquerait un vésicatoire volant *loco dolenti*.

Je dois faire observer qu'il ne faut jamais avoir recours à

ce moyen pendant la période des saignées, par la raison bien simple que, habituellement, les émissions sanguines enlèvent la douleur.

Une circonstance à noter, c'est que lorsque la pneumonie est compliquée d'embarras gastrique, on commencera par administrer un émèto-cathartique, puis on procèdera aux émissions sanguines le lendemain.

De même, si, au moment de l'invasion de la pneumonie, le sujet est atteint de fièvre intermittente, on administrera une dose suffisante de sulfate de quinine, après quoi on procèdera au traitement antiphlogistique.

Quelques observations typiques, prises aux divers âges de la vie, donneront une idée plus nette de l'application de la méthode, et de son influence sur la marche de la pneumonie.

— —

1ʳᵉ OBSERVATION

Le 23 Janvier 1888, je suis appelé auprès de Je..ty L....., marin en congé — 25 ans, — marié, constitution moyenne, — tempérament lymphatico-sanguin — santé habituelle bonne.

A la suite d'un refroidissement, il a été pris, il y a trois jours, de frissons, suivis d'une forte chaleur : on constate une légère toux grasse, point de côté, crachats visqueux, sanguinolents, mélangés de crachats jus de pruneau. — Face injectée, — pouls fort, accéléré, — gène de la respiration, — soif modérée.

Saignée du bras : (une bonne assiette à soupe) environ trois cent soixante grammes, — potion calmante avec douze gouttes de laudanum de Sydenham à prendre par cuillerées d'heure en heure, — tisane de gomme. — Diète absolue.

24. — Pas de changement à noter. — Saignée du bras un peu plus forte que celle de la veille, — potion calmante pareille à celle d'hier, tisane. — Diète absolue.

25. — Les crachats visqueux sont roussâtres, — pouls moins fréquent, — fièvre modérée, — diminution de la douleur du

côté, respiration plus libre. — Saignée du bras. — une assiette à soupe comme le premier jour, — même potion calmante. — tisane. — Diète absolue.

26. — Nuit calme, — diminution marquée de la toux. — crachats spumeux et incolores, — point de côté disparu, — pouls calme et régulier. — Légère transpiration.

Pas de saignée, — potion comme la veille, tisane. — Diète absolue.

27. — Comme la veille, Apyrexie complète, — sueur abondante, — pas de toux, — expectoration rare, — le malade demande à manger. — Diète encore, même potion, même tisane.

28. — Pouls calme, ni toux, ni expectoration. Le malade insiste pour avoir à manger. — Même potion, — deux cent cinquante grammes de lait pur et sucré en trois fois dans la journée.

29. — État satisfaisant, — rien à noter, — le malade crie toujours la faim, — suppression de la potion ; — un quart de litre de lait pur et sucré, — un quart de litre de bouillon, *sans vin,* à alterner en six fois dans la journée.

30. — État général bon, — demande d'aliments à ajouter au quart de litre de lait et du bouillon : — une petite soupe. — quatre pruneaux cuits.

31. — État général bon. — Ajouter un peu de pain et de poulet à l'ordonnance de la veille. deux cuillerées de vin répétées une fois, — six pruneaux cuits.

1er Février. — État général toujours bon : — un quart de litre de lait, le matin, — à midi, potage, — une petite côtelette de veau grillée avec un peu de pain. — quatre cuillerées de vin coupé : — le soir, potage comme à midi, même quantité de vin, — un peu de poulet rôti.

2 Février. — Le malade réclame une nourriture plus abondante : — légère augmentation des rations de la veille, — un quart de litre de vin.

3 Février. — Les forces renaissent, nouvelle augmentation des aliments de la veille, — quart de litre de vin.

4 Février. — Le malade se lève. — Je recommande la modération dans les vivres et le vin.

5 Février. — Je constate la guérison définitive et je prends congé du malade.

Cinq jours après, je le rencontrai se promenant dans la rue.

La maladie, en y comprenant la convalescence, a donc duré du 23 janvier au 5 février, c'est-à-dire treize jours.

Cette observation n'offre aucune particularité à noter; si ce n'est la rapidité avec laquelle les forces se sont relevées : mais il en est toujours ainsi en suivant cette méthode.

2me OBSERVATION

24 Février 1889. — M. Marcellin D.. 22 ans, rentier. —Bonne constitution, — tempérament lymphatique, — alité depuis trois jours, — forte fièvre, — toux grasse, — crachats visqueux, sanguinolents et rouillés, — grand malaise, — soif modérée, — moral affecté, — râle crépitant dans le lobe inférieur du poumon gauche et les parties inférieure et moyenne du poumon droit.

Le cas est jugé très grave.

Saignée du bras (une assiette à soupe), — potion calmante avec 12 gouttes de laudanum de Sydenham, — tisane de gomme. — Diète absolue.

25. — Même état : — saignée du bras comme hier, — potion *ut suprà*, — même tisane. — Diète absolue.

26. — État général sans changement, — persistance des mêmes symptômes : — saignée du bras pareille aux autres, — potion comme hier, — tisane. — Diète absolue.

27. — La demeure du malade étant située à huit kilomètres de ma résidence, je suis empêché d'aller le voir.

28. — La fièvre a un peu diminué, — les crachats sont légèrement roussâtres, — saignée du bras (une assiette à soupe), — potion *ut suprà*, — tisane id. — Diète absolue.

1er Mars. — Apyrexie complète, — pouls calme et mou, — crachats rares, spumeux, incolores, — face pâle, — sueur abondante. — Pas de saignée, — potion *ut suprà*, — tisane de gomme. — Diète absolue.

2. — Pouls calme, — grand abattement, — toux nulle, — crachats rares, incolores. — Potion à l'ordinaire. — même tisane. — Diète absolue.

3. — Pouls toujours calme et mou, — prostration, — ni toux, ni crachats. — Potion *ut suprà*, — un quart de litre de lait en trois fois dans la journée.

4. — Faiblesse générale marquée, — ni fièvre, ni souffrance. — Un quart de litre de lait, — un quart de litre de bouillon, *sans vin*, à alterner en six fois dans la journée, — suppression de la potion, — tisane *ad libitum*.

5. — Un peu plus de vie dans le *faciès*. — Même ration de lait et de bouillon, auquel on ajoutera deux petites soupes, — deux cuillerées de vin répétées une fois dans la journée.

6. — Légère augmentation des forces, — sentiment de bien-être. — Trois tasses de lait, trois tasses de bouillon au tapioca, — un peu de poulet et un peu de pain à midi —, un œuf à la coque et quatre pruneaux cuits le soir, — un peu de vin à chaque repas.

7. — État satisfaisant. — Augmenter graduellement sa nourriture, — modérément du vin.

Je demeure trois jours sans visiter le malade.

11. — L'amélioration a fait des progrès sensibles. Le malade s'est levé hier.

Je prends définitivement congé de lui.

REMARQUE. — Cette observation est aussi remarquable par la gravité de la pneumonie que par la résistance qu'elle a opposée au traitement et la vigueur qu'il a fallu déployer pour la vaincre : quatre fortes saignées en cinq jours, accompagnées et suivies d'une rigoureuse diète.

Ce qui n'est pas moins remarquable, c'est la rapidité avec

laquelle les forces ont remonté, dès qu'on a commencé à alimenter le malade.

En somme, seize jours ont suffi pour le remettre sur pied.

Je ne cache pas qu'il faut vraiment du courage au médecin pour mettre à exécution un traitement aussi rigoureux ; mais il ne balancera pas, s'il sait qu'à ce prix il peut compter sur la guérison.

Il lui faut une foi entière dans le succès final, et la confiance que donne l'expérience des résultats toujours heureux.

3ᵐᵉ OBSERVATION

23 Août 1891. — Mˡˡᵉ R..., rentière, 64 ans, fortement constituée, tempérament sanguin très prononcé, est prise de frissons à la suite d'un refroidissement ; frissons suivis de fièvre.

Elle se trouve en ce moment à Lourdes, où elle comptait passer quinze jours ; se sentant très oppressée avec la fièvre, elle craint une fluxion de poitrine ; et comme elle a ouï dire que je guéris toutes les fluxions de poitrine, elle part immédiatement pour chez elle.

Lourdes se trouve à une journée de chemin de fer de Cap-Breton.

25 Août. — Fièvre très forte, — face vultueuse, — céphalalgie, — ni toux, ni expectoration, — respiration facile. — pas de soif, — langue saburrale.

Diagnostic : embarras gastrique, compliqué de fièvre intermittente. — Émeto-cathartique. — Diète.

26. — La malade a eu hier plusieurs vomissements et deux selles : aujourd'hui, accès de fièvre plus fort, — malaise général — pouls plein et fort.

Potion fébrifuge. — Diète, — tisage d'orge.

27. — Fièvre très forte, face vultueuse, — douleurs de côté, — dyspnée, — petite toux, — crachats rouillés et sanguinolents,

— râle crépitant à la partie moyenne et inférieure du poumon droit.

La veine du bras fortement développée est largement ouverte ; une première assiette profonde est remplie à l'instant : la malade, pleine de courage et de foi dans mon traitement, me demande, elle-même, de lui tirer une seconde assiette de sang ; elle abondait dans mes intentions, j'accède à son désir.

Potion calmante avec 12 gouttes de laudanum de Sydenham, — tisane de gomme. — Diète absolue.

28. — La fièvre a totalement cessé ; crachats jaunâtres. — persistance du point de côté, — sueur abondante.

Potion pareille à celle d'hier, — tisane de gomme. — Diète absolue.

La malade, qui a une foi entière dans la saignée, me prie de la renouveler ; ne la jugeant pas utile, je n'accède pas à son désir.

29. — Absence de fièvre, — crachats incolores et rares, — persistance du point de côté, — vésicatoire volant sur le point douloureux, — potion *ut supra*, — tisane id. — Diète absolue.

30. — Pouls calme, — point de côté disparu, — sensation de bien-être.

Un quart de litre de lait en trois fois dans la journée, — potion *ut supra*, — tisane, id.

31. — État satisfaisant, — pas de souffrances, — nuit bonne. Un quart de litre de lait, un quart de litre de bouillon, *sans vin*, — cessation de la potion.

1er Septembre. — Bien-être général. — Ajouter à la prescription de la veille : du tapioca ; un peu de pain et de poulet ; quatre pruneaux cuits pour le soir, deux cuillerées de vin répétées une fois.

2. — État général bon. — Augmenter un peu la ration de la veille, — quatre cuillerées de vin.

3. — Les forces se rétablissent rapidement. — Augmenter encore la nourriture.

4. — A sept heures du matin, je trouve ma malade levée et occupée à mettre de l'ordre dans sa chambre.

Il ne me restait qu'à prendre congé d'elle, ce que je fis.

REMARQUE. — Dans cette observation, il y a plusieurs choses à considérer; d'abord, un début insidieux : embarras gastrique, — accès de fièvre intermittente précédant la pneumonie; — traitement de chaque phénomène morbide, et puis traitement raide et énergique de celle-ci, qui est jugulée sur le coup.

Relèvement rapide des forces et guérison complète le douzième jour du traitement.

4ᵐᵉ OBSERVATION

16 Août 1887. — Jean-Baptiste D., 7 ans, malade depuis trois jours. — Fièvre forte, — malaise général, — dyspnée prononcée, — face vultueuse, — douleur au côté, provoquant les plaintes de l'enfant, — toux pénible, — expectoration difficile, accompagnée de crachats visqueux, sanguinolents et briquetés : à l'auscultation, râle crépitant à la base du poumon droit seulement.

La veine du bras, assez bien marquée, est ouverte avec la lancette; le sang coule d'abord en jet, mais s'arrête très vite; une syncope a lieu; dès que l'enfant est revenu à lui, reprise de la saignée; la soucoupe d'une tasse à café est emplie, environ cent vingt grammes.

Diète absolue, — tisane de gomme, — potion calmante avec trois gouttes de laudanum de Sydenham.

17. — État sensiblement le même : — saignée pareille à celle d'hier, supportée sans syncope, — potion comme la veille, — tisane ad libitum. — Diète absolue.

18. — Apyrexie complète, — respiration plus facile, — douleur de côté diminuée, — abattement, — crachats légèrement teintés de jaune.

Pas de saignée, — potion calmante ut suprà, — tisane. — Diète absolue.

19. — Absence de fièvre, — persistance du point de côté, —

vésicatoire volant *loco dolenti*, — potion avec trois gouttes de laudanum de Sydenham. — tisane. — Diète absolue.

20. — État général satisfaisant, — pas de fièvre, — point de côté disparu, — l'enfant demande à manger. — Deux tasses à café de lait en trois fois dans la journée. — potion calmante, — tisane.

21. — Amélioration sensible. — l'enfant insiste pour avoir à manger. — Trois tasses de lait, — autant de bouillon.

22. — L'enfant m'annonce qu'il est guéri et qu'il a beaucoup de faim.

Un quart de litre de lait, autant de bouillon avec deux légères soupes.

23. — État très bon.—Ajouter un peu de poulet et du pain au régime de la veille. — une cuillerée de vin.

24. — A partir de ce jour, augmentation graduelle du régime. — Retour rapide des forces.

26. — L'enfant est levé à huit heures du matin.

Je prends congé de lui et quatre jours après je le rencontre dans la rue, jouant avec ses petits camarades.

REMARQUE. — Cette observation mérite une mention particulière, à cause de l'âge de l'enfant.

Il est généralement admis que le jeune âge ne peut pas supporter les pertes de sang. Cette observation donne un démenti formel à cette opinion.

A noter encore le bon effet immédiat de la saignée, beaucoup plus prononcé que chez les adultes en général.

Autre remarque digne d'attention, c'est que les forces de cet enfant se sont relevées beaucoup plus vite que celles des adultes.

Au bout de dix jours, il était sur pied.

— — —

5ᵐᵉ OBSERVATION

On comprendra l'intérêt tout particulier que j'ai attaché à

cette observation quand on saura que celui qui en est l'objet est mon propre fils.

Au mois de mai 1878, il était au collège : 14 ans, — chétif, mais nerveux, vivace, — tempérament sanguin peu prononcé, — buveur d'eau, horreur du vin.

Une après-midi de promenade, après avoir beaucoup folâtré, il va se reposer à l'ombre, au pied d'un chêne, et respire agréablement l'air frais.

Au retour de la promenade, il ressentit des frissons de froid, et n'ayant pas envie de souper, il va se coucher. Le lendemain matin, il avait la fièvre et ne se leva pas.

Le surlendemain, la fièvre ne l'ayant pas quitté, le principal appela un médecin ; dès que celui-ci eut examiné le jeune malade, il se tourna vers le principal et lui dit à demi-voix : « Il a « a une fluxion de poitrine. »

L'enfant, qui prêtait une oreille attentive, entendit ces paroles et pria le médecin de le saigner, parce que, dit-il, mon père traite les fluxions de poitrine par la saignée et les guérit toutes.

Le médecin alors, se tournant vers le principal, ajouta : « Puisque le père de cet élève est médecin, le mieux est de le lui « envoyer au plus vite. »

Et, en effet, une dépêche m'annonce la maladie de mon fils, et son arrivée pour le lendemain en chaise de poste.

25 Mai. — A l'arrivée, je constate : fièvre intense, — toux pénible, — point de côté très douloureux, — face vultueuse, — dyspnée très prononcée, — malaise général, — expectoration visqueuse, sanguinolente, mêlée de crachats jus de pruneau.

Bonne saignée du bras (trois quarts d'une assiette profonde) ; — la saignée est supportée sans faiblesse. — Potion avec huit gouttes de laudanum de Sydenham. — Tisane de gomme. — Diète absolue.

(La partie moyenne et inférieure du poumon droit et la base du poumon gauche sont prises).

Potion calmante avec six gouttes de laudanum de Sydenham. — Tisane de gomme. — Diète absolue.

Le cas me parait très grave.

26. — Etat sans changement, — même saignée que la veille. — Tisane, potion, diète *ut suprà*.

Le soir du même jour, pas de changement dans l'état général ni dans les symptômes. — Nouvelle saignée, pareille à celle du matin : elle est bien supportée : le moral est bon.

27. — Fièvre moins intense, — peau moite, — toux moindre, — crachats jaunâtres, non sanguinolents, — dyspnée et douleurs de côté moins prononcées. — Saignée du bras pareille aux autres. — Potion calmante, — tisane. — Diète comme la veille.

28. — Apyrexie complète, — une sueur abondante inonde le lit, — bien-être relatif, — grande faiblesse. — point de côté disparu, — respiration libre.

Expectoration rare, incolore légèrement spumeuse.

Pas de saignée, potion, tisane, diète *ut suprà*.

29. — La sueur a duré toute la journée d'hier jusqu'au soir. — Pouls calme, — ni souffrance, — ni malaise, — grand abattement — Potion calmante, tisane. — Diète absolue, *ut suprà*.

30. — Le calme général se maintient, — faiblesse très prononcée, — besoin manifesté de nourriture.

Trois tasses (1 4 de litre) de lait sucré, en trois fois dans la journée. — Potion et tisane comme les jours précédents.

31. — Calme parfait. — un peu plus d'expression dans la physionomie. — Demande d'aliments.

Trois tasses de lait, autant de bouillon, — suppression de la potion.

1ᵉʳ Juin. — Persistance d'un état satisfaisant. — Ajouter à la prescription de la veille un peu de poulet et deux soupes.

2. — Amélioration marquée. — Ajouter un œuf à la coque et six pruneaux cuits à la prescription d'hier.

3. — A partir de ce jour, la convalescence marche régulièrement sans qu'il y ait rien à noter.

9. — Le malade, qui s'est levé un peu hier, dîne aujourd'hui à table.

REMARQUE. — Cette observation est des plus intéressantes à divers titres.

D'abord, par la gravité de la pneumonie implantée sur une constitution très délicate; ensuite, par sa ténacité, malgré la vigueur du traitement. et enfin, surtout, par la manière dont les quatre saignées ont été supportées à un âge si tendre.

A noter encore, la rapidité avec laquelle se sont rétablies les forces, puisqu'au quinzième jour de la maladie, l'enfant a pu manger à table et continuer à vivre de la vie de famille.

Je répète, ici, qu'il faut avoir une foi robuste dans le succès final, pour agir avec cette vigueur :

Ma conviction est faite depuis longtemps; assuré d'un heureux résultat, je n'hésite jamais à appliquer cette héroïque méthode dans toute son étendue.

6ᵐᵉ OBSERVATION

Le 4 juin 1878. — Je suis appelé auprès de Catherine D....., tisseuse, à la main, de filets de pêche, malade depuis deux jours,

Soixante-seize ans, — face flétrie, — constitution détériorée, —fièvre forte, — pouls plein, — douleur au côté. — Dyspnée, — toux petite et grasse, — crachats rougeâtres. — Râle crépitant à la partie moyenne et inférieure du poumon droit.

Saignée du bras (les trois quarts d'une assiette profonde), — potion : 10 gouttes laudanum de Sydenham,—tisane de gomme. Diète absolue.

5. — Etat sensiblement le même : — fièvre forte. — pouls plein, — point de côté, — respiration gênée, — crachats couleur jus de pruneau.

Saignée pareille à celle d'hier, interrompue par une syncope et continuée ensuite. — Potion calmante, — tisane. — Diète absolue, comme hier.

6. — Diminution légère de la fièvre, — affaiblissement du point de côté, — toux modérée, — facile, — crachats jaunâtres.

Saignée du bras, pareille aux autres, — syncope, potion. — Diète absolue, — tisane, *ut suprà.*

7. — Apyrexie complète, — pouls calme et mou, — toux rare, — crachats incolores, — disparition du point de côté.

Pas de saignée, — potion, tisane, diète comme hier.

8. — Pouls calme et faible, — abattement général, — ni toux, — ni expectoration.

Potion toujours à 10 gouttes, — tisane, — Diète absolue.

9. — Toujours pas de fièvre : grande faiblesse, pas de souffrance à noter.

Trois tasses de lait sucré dans la journée en trois fois, — potion calmante pareille aux autres, — tisane *ad libitum*.

10. — Faiblesse générale, — pouls calme et dépressible, — œil bon, — pas de manifestation douloureuse.

Trois tasses de lait, trois tasses de bouillon à alterner en six fois dans la journée, — une cuillerée de vin répétée une fois.

11. — L'état général est bon, la physionomie exprime plus de vie.

Lait et bouillon comme la veille, le bouillon additionné d'une petite soupe, — quatre cuillerées de vin en deux fois dans la journée.

12. — L'état général continue à être satisfaisant. — Ajouter à la prescription de la veille un œuf à la coque, — deux cuillerées de vin, matin et soir, — quatre pruneaux cuits.

Du 13 au 21. — Augmentation graduelle et journalière de la nourriture : les forces vont chaque jour en augmentant.

22. — La malade se lève et reprend son régime habituel. Je cesse de la visiter.

Elle a vécu quatre ans encore et a succombé à une attaque d'apoplexie.

REMARQUE. — Ce qu'il y a à retenir de cette observation, c'est l'âge avancé du sujet.

Comme pour les enfants, on répète que les vieillards ne peuvent pas supporter les pertes de sang tant soit peu considérables; mes observations sont en contradiction formelle avec cette opinion : et dans le cas présent, il a fallu, pour enrayer la pneumonie, le même nombre d'émissions sanguines que chez les adultes.

CONCLUSION. — L'âge avancé, pas plus que le jeune âge, ne doit nullement interdire l'usage de la méthode substitutive, et la pneumonie doit être combattue partout et toujours avec l'arme qui assure invariablement la victoire finale.

7ᵐᵉ OBSERVATION

16 Août 1890. — Jules L.... marin en congé, 24 ans, tempérament sanguin excessivement prononcé, constitution robuste, — alité depuis deux jours. — Forte fièvre, — face animée, — point de côté, respiration gênée, — lassitude extrême, — crachats sanguinolents ; — les deux poumons sont pris ; le poumon droit, à sa partie moyenne et inférieure ; le poumon gauche, dans son lobe inférieur.

Saignée du bras (deux fortes assiettes à soupe), après quoi, syncope. — Potion avec douze gouttes laudanum de Sydenham. — tisane de gomme. – Diète absolue.

17. — Même état que la veille.

Nouvelle saignée de deux assiettes. — Potion comme la veille, — tisane id. — Diète absolue.

18. — Apyrexie complète, — pouls tout à fait calme, — sueur très abondante, — persistance du point de côté à un degré moindre. — Crachats visqueux, incolores, — expectoration difficile. — Potion kermétisée, — vésicatoire volant *loco dolenti.* — Tisane *ad libitum.* — Diète absolue. — Pas de saignée.

19. — Le vésicatoire a bien pris. — Douleur de côté disparue, expectoration facile, crachats incolores, spumeux, rares. — Apyrexie.

Potion laudanisée douze gouttes. — tisane, — Diète absolue.

20. — Ni fièvre, ni douleurs, — bien être général, — expectoration presque nulle. — Le malade demande à manger. — Un quart de litre de lait. — Potion laudanisée comme la veille, — tisane id.

21. — État satisfaisant, — rien de particulier à noter, — le

malade demande instamment à manger. — Un demi-litre de lait, — trois tasses de bouillon avec deux petites soupes, — deux cuillerées de vin.

22. — Le malade m'annonce qu'il est guéri et qu'il veut absolument manger; j'ai de la peine à lui faire comprendre qu'il faut encore se contenir : je lui accorde : un demi-litre de lait, — autant de bouillon au tapioca, — une côtelette de veau avec un peu de pain, — quatre cuillerées de vin. — Le soir, un œuf à la coque et six pruneaux cuits.

23. — Le malade a mangé hier avec avidité; — il insiste pour avoir une ration plus forte. — Augmenter la ration de la veille, sans toutefois contenter l'appétit du malade.

24. — Le malade veut se lever à tout prix et manger davantage; il prétend qu'on le laisse mourir de faim.

Je fais augmenter encore les aliments de la veille.

25. — Le malade insiste toujours pour se lever et pour manger; j'ai de la peine à le contenir, et j'augmente encore sa ration.

26. — A sept heures du matin, je trouve mon malade levé ; d'autorité, il a fait tuer une poule, qu'il veut manger tout entière avec un litre de vin.

Me voyant dans l'impossibilité de le modérer plus longtemps, et jugeant que ses forces lui permettaient de supporter une bonne nourriture, je lui recommande un peu de retenue dans la satisfaction de son appétit, et je prends congé de lui.

Quatre jours après, je le rencontrai dans la rue.

REMARQUE. — A noter, dans cette observation, la vigueur des émissions sanguines, en rapport avec la force du sujet : douze cents grammes environ de sang extraits en 24 heures, et la pneumonie est jugulée du coup : dix jours après le début du traitement, le malade est sur pied, plein de force et d'énergie. Il est évident que le traitement vigoureusement appliqué a arrêté la maladie avant qu'elle ait eu le temps d'abattre les forces du sujet ; d'où sa convalescence si courte et son retour si prompt à la santé.

8me OBSERVATION

22 Février 1873. — Mlle Marie C....., sans profession, demeurant chez ses parents, — seize ans, — maigre, — chétive, chlorotique, — tempérament lymphatique, — est prise depuis deux jours d'un malaise général, accompagné de fièvre.

A ma visite, je constate une forte fièvre, — dyspnée prononcée, — douleur au côté droit, — toux pénible, — crachats visqueux, — sanguinolents, — soif modérée. — Les deux poumons sont pris : le poumon gauche, à son lobe inférieur; le poumon droit à sa partie moyenne et inférieure.

Saignée du bras (les trois quarts d'une assiette profonde, environ deux cent vingt-cinq grammes.)

Pendant la saignée, syncope; — puis reprise de la saignée. — Potion laudanisée à huit gouttes, tisane de gomme. — Diète absolue.

Étant voisin de la malade, je pratique, le soir, une saignée pareille à celle du matin.

23. — Fièvre au même degré : — état général et symptômes sans changement.

Saignée pareille à celles d'hier, — mieux supportée, pas de syncope.

Potion, tisane. — Diète comme la veille.

24. — Fièvre légèrement diminuée, — expectoration difficile, — crachats visqueux, rouillés, — persistance du point de côté, — dyspnée.

Saignée pareille aux autres, — potion, tisane. — Diète *ut suprà*.

25. — Fièvre tombée, — expectoration difficile, — crachats incolores, spumeux, — toux moindre. — Potion kermetisée, — Diète absolue.

26. — Pouls calme, très faible, — toux nulle, — crachats rares et incolores, faiblesse très prononcée, — potion avec huit gouttes de laudanum, tisane, Diète absolue.

27. — Faiblesse très marquée du pouls, — abattement complet, — ni toux, ni expectoration, ni point de côté.

Un quart de litre de lait pur et sucré en trois fois dans la journée, — potion comme hier.

28. — Pouls toujours très faible, — abattement, — pas de souffrances.

Un quart de litre de lait, autant de bouillon à alterner en six fois dans la journée, *sans vin*.

1er Mars. — État général sensiblement le même, — faiblesse du pouls, — pas de manifestation douloureuse.

Ajouter à la prescription d'hier un peu de tapioca au bouillon, — un peu de blanc de poulet et de pain, — deux cuillerées de vin.

2. — Un peu d'expression dans la physionomie. État général calme, — pouls toujours faible.

Ajouter au régime d'hier, une petite côtelette de veau grillé, et deux cuillerées de vin à chaque repas.

3. — État général plus satisfaisant : — plus de vie dans le regard.

Augmenter un peu la quantité de nourriture.

4. — Rien à noter. — Retour sensible des forces, qui vont en augmentant jusqu'au 13.

13. — La malade se lève, se trouve bien quoique un peu faible encore, et je prends congé d'elle.

Huit jours après, Marie C. avait repris ses habitudes ; elle s'est mariée plus tard et est devenue mère.

REMARQUE. — Cette observation offre un vif intérêt par la coïncidence de la pneumonie et de la chlorose chez le même sujet ; deux maladies dont les traitements sont diamétralement opposés : tandis que l'une réclame de la force, l'autre exige la faiblesse.

Dans cette occurrence, que faire ?

Laisser mourir les malades de la pneumonie, en employant des traitements sans valeur, par crainte d'aggraver la chlorose ? Ou sauver les malades de la pneumonie, au risque d'affaiblir encore le sang ?

On ne doit pas hésiter en pareil cas ; il faut obvier au plus urgent : **commencer** d'abord par écarter le danger de mort, et plus tard, combattre la chlorose par les moyens sûrs et efficaces que possède la thérapeutique.

On remarquera, en outre, que quoique cette malade eût son sang très affaibli, la pneumonie n'a pas cédé plus facilement pour cela ; il a fallu le même nombre d'émissions sanguines que si le sujet avait été très vigoureux.

Une autre remarque, qui n'est pas sans importance, c'est que la convalescence chez cette chlorotique n'a duré que quatre à cinq jours de plus que dans les cas ordinaires.

Je pourrais ajouter à cette liste de longues séries d'observations ; mais à quoi bon ? elles se ressemblent toutes et n'apprendraient rien de plus.

Il est facile de constater que de l'ensemble de ces diverses observations, un fait de la plus grande importance se dégage à première vue : c'est que, par cette méthode, une règle fixe et invariable préside au traitement de la pneumonie.

Cette règle s'applique indistinctement, et sans exception, à tous les cas qui peuvent se présenter : sans aucun égard pour l'âge, le sexe, le tempérament, la force ou la faiblesse du sujet, la gravité ou la bénignité de la pneumonie ; si bien, que si, pour chaque maladie, on pouvait découvrir une formule de traitement aussi précise, ce serait le cas de classer la médecine parmi les sciences exactes.

Voici la formule exacte de la méthode :

Le premier jour, pratiquer une saignée, en rapport avec le sujet.

Répéter tous les jours cette saignée, jusqu'à extinction de la fièvre.

Accompagner chaque jour les émissions sanguines d'une potion au laudanum de Sydenham.

Continuer tous les jours cette potion calmante, jusqu'au moment où le malade pourra prendre des aliments.

Donner toujours de la tisane de gomme à volonté.

Faire observer une diète absolue, depuis l'invasion de la

pneumonie, jusqu'au troisième jour qui suivra la cessation de la fièvre.

Ce troisième jour, on ne permettra que trois tasses de lait pur et sucré (un quart de litre) prises en trois fois dans la journée.

Le quatrième jour, ajouter à pareille quantité de lait autant de bouillon à alterner dans la journée.

Le cinquième jour, joindre à la même quantité de lait et de bouillon une petite soupe ou du tapioca, ou une pâte quelconque : deux cuillerées de vin.

Le sixième jour, permettre en plus un œuf à la coque, — un peu de poulet, — quatre pruneaux cuits, — quatre cuillerées de vin par repas.

A partir du sixième jour, on augmentera journellement et graduellement la quantité d'aliments, jusqu'au jour où le malade pourra se lever.

En exécutant point par point cette formule, on peut être assuré de guérir tous les malades au premier et au deuxième degrés de la pneumonie.

Quand on ne sera appelé qu'à la troisième phase de la maladie, alors que le poumon est sphacélé ou en suppuration, il faut bien se garder de tenter cette méthode : elle achèverait à l'instant le malade.

Rien de plus simple, certainement, à exécuter que cette formule.

Seulement, le medecin devra déployer beaucoup de fermeté pour résister au malade qui demandera trop tôt des aliments; il devra aussi se prémunir contre les obsessions de ceux qui l'entourent; car le moindre écart de régime peut entraîner, à très bref délai, la mort du malade.

Le médecin relèvera beaucoup son autorité auprès du malade et de son entourage et leur inspirera de la confiance en faisant preuve lui-même de beaucoup de sang-froid, et en montrant beaucoup d'assurance dans le succès final du traitement.

La méthode que je préconise, uniquement dans un but humanitaire, rencontrera, je n'en doute pas, sinon des détracteurs, du moins des incrédules.

Le doute, surtout quand il s'agit d'une nouveauté d'une si grande portée, est dans l'essence de la nature humaine.

Cette méthode est tant en opposition avec les idées du jour, concentrées dans les laboratoires de chimie, à la recherche des microbes, que je m'attends à la voir critiquer, dès qu'elle aura vu le jour.

Mais elle défie toutes les controverses, parce qu'elle ne repose pas sur des théories.

Elle est solidement assise sur des faits : et ces faits sont publics, et universellement reconnus exacts de toute la contrée que j'habite.

Or, un fait est ou n'est pas.

Il n'y a qu'à le contrôler.

Je supplie tout praticien, ami de la vérité, et soucieux avant tout de la guérison de ses malades, de l'expérimenter.

Il demeurera convaincu de son efficacité, et de la sincérité de mes affirmations.

Dr DE DUPLAA DE GARAT.

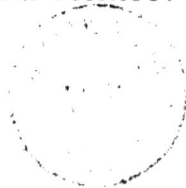

Bayonne. — Imprimerie Lamaignère, rue Gambetta, 30

www.ingramcontent.com/pod-product-compliance
Lightning Source LLC
Chambersburg PA
CBHW070755210326

41520CB00016B/4706